LES

APPARENCES

COMÉDIE EN UN ACTE, EN VERS

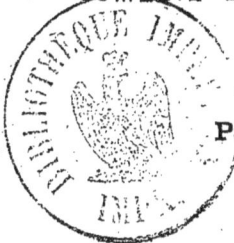

Par A. FAURE.

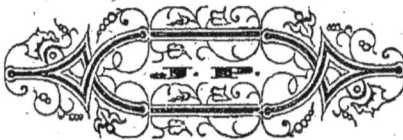

LILLE

Imprimerie de Jules PETIT, Editeur, rue Basse, 54

1869

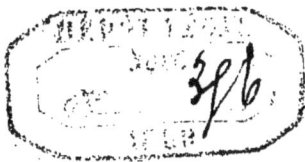

LES

APPARENCES

COMÉDIE EN UN ACTE, EN VERS

Par A. FAURE.

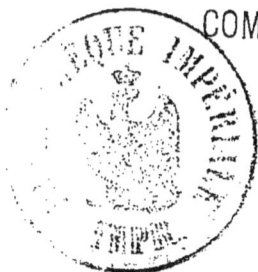

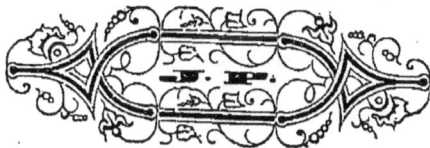

LILLE
Imprimerie de Jules PETIT, Editeur, rue Basse, 54
1869

Lille, Typ. J. PETIT, rue Basse, 54.

LES

APPARENCES

Comédie en un acte, en vers.

PERSONNAGES.

LUCIEN DARVAUX, avocat, ...
HECTOR DUROSOIR. . . . .
CLAIRE DARVAUX, femme de Lucien . .
CHARLOTTE, amie de Claire . . . . .
LISE, femme de chambre de Claire . . .

Un salon. — Cheminée à gauche premier plan. Piano à droite.
Portes au fond et latérales. Un canapé à gauche. Guéridon
chargé d'albums. Chaises et fauteuils.

SCÈNE I.

CLAIRE , LISE.

CLAIRE (*entrant au fond, tenue de ville*).

Monsieur n'est pas rentré ?

LISE.

Non, madame.

CLAIRE.

Venez:

Défaites-moi.

(Lise retire le chapeau et le châle).

Merci; maintenant, Lise, allez.

(Lise va pour sortir).

Est-il venu quelqu'un ?

LISE.

Non, madame. *(Elle sort).*

CLAIRE.

Six heures !

A-t-il donc à traiter des affaires majeures,
Qu'il reste ainsi dehors pendant un jour entier ?
Hélas! tout jeune époux devrait être rentier,
Pour n'avoir qu'à penser à sa petite femme,
Lui dire son amour et le feu de son âme.
Il est dès le matin parti pour le palais
Plaider, je ne sais quoi... sur des vices forts laids.
Bien sûr, depuis longtemps l'audience est finie,
Et je suis seule encor... hélas ! que je m'ennuie!

(Elle va feuilleter un album qu'elle repousse).

Non... les nerfs me font mal et je suis d'une humeur
Qui m'irrite le sang et me trouble le cœur.
Où peut-il être allé? Si?.. mais non, je suis folle;
Après m'avoir juré que je suis son idole,
Après m'avoir donné tant de preuves d'amour,
Mon Lucien changerait brusquement en un jour!
Je suis injuste *(une pause)* oh! Dieu! que ce salon est vide!
Quand il est loin de moi, partout l'ennui réside.

J'ai voulu me distraire, aller me promener,
Voir ma mère. Eh bien! non, j'ai beau me raisonner,
Me dire qu'il faudra toujours qu'un homme sorte,
Qu'il ne peut près de nous demeurer de la sorte,
Que la femme a le soin unique du foyer,
Et doit en son esprit trouver à l'égayer;
La raison... a raison, mais elle reste vaine,
Si de vaincre l'amour elle se met en peine.

(Après un silence).

Qu'il m'est doux de songer à ces instants bénis,
Au jour où nos deux cœurs par Dieu furent unis,
Au voyage charmant sous le ciel d'Italie !
N'ayant pour compagnon que l'amour qui nous lie,
Nous allions pleins d'espoir, marchant par les chemins,
Souriants, bien heureux, et les mains dans les mains.
Mais il fallut, hélas! laissant cette existence,
Abandonner Lucien à la jurisprudence,
Et rester souvent seule aspirant tout le jour
L'heure qui doit sonner annonçant son retour.
Au moins il revenait, et sa lèvre rieuse
Apportait des baisers qui font l'âme joyeuse.
Aujourd'hui *(pause)* c'en est trop, je ne puis vivre ainsi.
Je veux savoir... On monte enfin; ah! le voici.

Elle court à la porte. entre Charlotte.

SCÈNE II.

CLAIRE, CHARLOTTE.

CHARLOTTE.

Bonsoir, me reçois-tu ?

CLAIRE.

Charlotte!

CHARLOTTE.

Ton amie
Qui vient te demander : n'es-tu pas endormie
Au sein de ton bonheur ?

CLAIRE.

Méchante !

CHARLOTTE.

Embrasse-moi !...

(*Elles s'embrassent*).
Tu m'oubliais ?...

CLAIRE.

Oh non ! je t'en donne ma foi.

CHARLOTTE.

Va, ne t'en défends pas; Dieu, de la jeune épouse
A permis de cacher l'amour pur qu'on jalouse.
C'est si bon de rester seul à seul, cœur à cœur,
D'effeuiller doucement cette adorable fleur,
Charme des dix-huit ans, modeste diadème
Que l'on voit resplendir sur le front que l'on aime !
C'est si bon de chanter cette lune de miel,
Ce mystère charmant qui nous transporte au ciel !
Non, ne t'en défends pas, garde longtemps encore
Ce bonheur sans mélange, il ne fait que d'éclore.
Détourne ton regard du lointain avenir :
Avec lui, le malheur quelquefois peut venir.

CLAIRE.

Comme tu dis cela!.. Ton mari?..

CHARLOTTE.

Non, ma chère,
Ernest est bon pour moi, pour son enfant bon père ;
Mais je babille là, sans m'informer du tien:
Comment va ton mari, comment va ton Lucien ?

CLAIRE (*embarrassée*).

Mais assez bien, je crois.

CHARLOTTE.

Comment?

CLAIRE (*plus embarrassée*).

Oui, je suppose.

CHARLOTTE.

Tu supposes ?

CLAIRE (*plus embarrassée*).

Mais oui.

CHARLOTTE (*à part*).

Déjà! (*haut*) Pour quelle cause?

CLAIRE.

Est-ce que ton mari s'en va dès le matin ?

CHARLOTTE.

Mais oui.

CLAIRE.

Vraiment?

CHARLOTTE.

Vraiment, tel est notre destin.
Gardiennes du logis, jeunes femmes ou mères,
Il nous faut de tout rêve écarter les chimères,
Et comprendre que Dieu, nous donnant un mari,
L'a fait dispensateur du pain et de l'abri.
Le travail est son lot, il se doit aux affaires...
Ah! tu ne comprends pas ce mot et ses misères !
Une affaire! pour elle il faut s'étudier,
Devenir sérieux, lui tout sacrifier.
Elle ne veut souffrir, égoïste rivale,
Que les écus sonnants et leur force brutale.

En affaire on ne peut aller parler de cœur,
D'amour, de frais baisers et de charmant bonheur!
On te dirait: cela n'offre aucune ressource,
Et n'a jamais fait prime au palais de la Bourse.
Oui, mon mari me laisse ainsi tous les matins,
Et, crois-moi, je l'estime autant que je le plains.

CLAIRE.

Te laisse-t-il aussi dîner avec toi-même?

CHARLOTTE.

Quelquefois.

CLAIRE.

Ah!

CHARLOTTE.

Mais oui, chère folle que j'aime,
Ces messieurs pour dîner n'ont pas toujours fini
L'affaire qui les tient, tout n'est pas aplani.
Que puis-je encor te dire? il faut être indulgente,
Ils reviennent alors l'âme fière et contente.
N'ont-ils pas travaillé, tout le jour, sans répit,
Dorant notre avenir, nous faisant un doux nid
Chargé de diamants, de fleurs, de cachemires?
Ils n'exigent de nous que de tendres sourires:
Ne leur refusons pas... Ton Lucien va rentrer,
Chasse cet air contrit, cesse de soupirer.
Une femme, vois-tu, quand son esprit est sage,
Toujours à son mari doit montrer bon visage,
Sous peine de le voir s'ennuyer et...

CLAIRE (vivement).

Tu crois?

CHARLOTTE.

Oui, ma belle, et souvent chez d'autres je le vois.

Mais n'as-tu pas reçu de madame Neuville
Une invitation?... il n'est bruit dans la ville
Que du luxe étalé dans ses nouveaux salons.
Cette dame, je crains, double les échelons.
Elle mène à grands pas sa modeste fortune,
Faisant dette sur dette et n'en payant aucune.
Heureuse de trouver en son étroit cerveau,
Pour nous étonner tous, quelque moyen nouveau.
Ah! je la plains beaucoup! régner par l'apparence,
C'est attirer sur soi la honte et la souffrance.
Enfin, le monde ainsi se joue avec le mal....
Quelle toilette as-tu pour aller à ce bal ?
Sans doute tu prendras, blonde luxuriante,
Le bleu, le bleu d'azur, sans autre variante.
Il t'aime ainsi!

CLAIRE.

Charlotte !

CHARLOTTE.

Eh bien ?

CLAIRE.

Je n'irai pas.

De ce plaisir guindé je fais bien peu de cas.
J'aime mieux...

CHARLOTTE (*l'interrompant*).

Je devine...

CLAIRE.

Eh bien oui, je l'avoue,
J'aime mieux mon chez moi; qu'on me blâme ou me loue
Là seulement je veux trouver le vrai bonheur.
Et puis, je ne sais quoi s'indigne en ma pudeur,
Quand je pense aux regards de la foule indiscrète
Qui cherche dans nos yeux et dans notre toilette,
Pour trouver à redire, à mordre, à déchirer.

CHARLOTTE.

Comment! chère! déjà! c'est à désespérer...

CLAIRE.

Et si contre le bal tu me vois prévenue,
C'est que je crains d'aller la gorge presque nue
Au milieu des salons peuplés d'indifférents,
D'entendre murmurer des mots incohérents,
De sentir pour danser leur main prendre la mienne.

CHARLOTTE.

Hélas! te voilà vieille à dix-huit ans à peine!

CLAIRE.

Jeune fille, j'aimais le bal étourdissant,
Tout amour de mon cœur alors était absent...
Je suis femme aujourd'hui, je suis aimée et j'aime!
    (*Charlotte veut parler, elle l'interrompt*).
Va, ne prononce pas ton railleur anathème.
Je sais que tu n'as point cette façon de voir,
Mais j'adore rester près de lui, chaque soir...
Si tu savais, qu'il est aimable pour sa Claire!
Comme il sait deviner tout ce qui peut me plaire!
Et je demanderais à d'autres le plaisir?..

    (*Huit heures sonnent*).

Huit heures! ô mon Dieu! comme il tarde à venir!

CHARLOTTE.

Ainsi tu vas murer ta vie en ta demeure?

CLAIRE (*inquiète*).

Que peut-il faire ainsi dehors, à pareille heure?

CHARLOTTE.

Mais rien...pourquoi, ma chère, ainsi te tourmenter?
Revenons à ce bal... Sais-tu, sans plaisanter,

Que tu feras vraiment craindre le mariage,
S'il faut, autant que toi, devenir prude et sage?

CLAIRE.

Prude! oh! le vilain mot! que tu me comprends mal !
Mais laissons, le veux-tu, cet entretien banal.
Si tu savais, hélas, que je suis inquiète,
Combien d'affreux soupçons se heurtent dans ma tête !
Où peut-il être allé ?... que fait-il ?... s'il était
Souffrant, blessé peut-être? Ou bien, s'il me trompait?
Oh ! mon Dieu! parle-moi, dis-moi que je divague,
Que mon esprit troublé s'égare dans le vague,
Que je suis folle enfin !... Oh ! Charlotte, dis-moi
Qu'il ne saurait trahir ses serments et sa foi !...

(Egarée).

Peut-être en ce moment auprès d'une autre femme
L'appelle-t-il aussi l'idole de son âme!
Ah !... je vois s'envoler mon espoir, mon bonheur,
Je crains...

CHARLOTTE.

Ma pauvre amie!

CLAIRE.

Ah! que je souffre au cœur !...

(Elle tombe en sanglottant sur le canapé et s'évanouit).

SCÈNE III.

LES MÊMES, LUCIEN entrant.

CHARLOTTE.

Mais venez donc, Monsieur !

LUCIEN.

Ma femme évanouie !

Qu'est-il arrivé ?

CHARLOTTE.

Rien... j'en suis tout étourdie;
Vous ne rentriez pas, nous causions toutes deux :
Je voulais égayer son esprit soucieux,
Quand tout à coup...

LUCIEN (*qui, après avoir embrassé sa femme, a cherché à la*
rappeler à la vie).

Mais voyez donc, Madame,
Elle ne revient pas...

(*A sa femme*).

C'est moi qui te réclame,
Claire! ma douce amie !... oh ! renais au bonheur !
Renais à notre amour... Oh! madame, j'ai peur.

(*Charlotte fait respirer des sels à Claire*)

CHARLOTTE.

Silence ! laissez–la.

LUCIEN.

Que je la laisse !...

(*Lui frappant doucement dans les mains*).

Claire,
C'est moi, c'est ton mari, qui souffre et désespère.

(*Un silence*).

CLAIRE.

Qui m'appelle? qui souffre? Ah ! mon ami, c'est toi!
Je t'ai bien attendu, l'âme pleine d'effroi...

CHARLOTTE.

Enfant, tu m'as fait peur, j'en suis toute tremblante.

CLAIRE (*allant vers elle*.

Charlotte... ah oui, je sais, je me souviens,

CHARLOTTE (*bas à Claire*).

Méchante !
Je te l'avais bien dit : ils reviennent toujours
Au berceau bien aimé de leurs chères amours.
Embrasse ton mari...

CLAIRE.

Le faut-il ?
(*Sautant au cou de Lucien*)

Je pardonne,
Mais si pour un long jour votre cœur m'abandonne
Encor!.. (*câlinant*) Si tu savais, chéri, que j'ai souffert,
Comme loin de tes yeux tout me semble désert !

LUCIEN.

Ce qui m'a retenu, laisse-moi te l'apprendre.

CHARLOTTE.

C'est bien; en attendant, je vais vite me rendre
Chez Madame Belval... Mais je dois revenir
Pour voir si cette enfant veut encore mourir.

LUCIEN.

Mourir !...
(*Charlotte le prend à part*)

CHARLOTTE (*bas à Lucien*)

Fi! c'est bien mal, après trois mois à peine,
Causer à votre femme une semblable peine !
Ah! c'est trop tôt, monsieur! (*Elle sort*).

LUCIEN (*stupéfait*)

Mourir ! trop tôt!... Comment ?

SCÈNE IV.

CLAIRE, LUCIEN.

CLAIRE.

Sortiras-tu demain ?

LUCIEN (*distrait*)

Pourquoi?... non.

CLAIRE.

C'est charmant !
Si tu veux, nous irons pour toute la journée
Courir par les grands bois, chercher une dînée
De fraises et de fruits, que Dieu par le chemin
Sème pour le passant et qui tentent la main.
Nous serons encor là, nous isolant du monde,
Exhalant de nos cœurs l'amour qui nous inonde,
Comme en notre voyage. Oh! jours cent fois heureux!
Où la terre pour nous s'élevait jusqu'aux cieux!

(*Avec un soupir*)

Alors tu n'avais pas l'ennui de l'audience,
A m'aimer tu mettais ton bonheur, ta science...
Tu ne t'en allais pas, du matin jusqu'au soir,
T'évertuer après quelque procès bien noir...
Je t'avais là, toujours... — Mais je suis égoïste,
Je voudrais tout pour moi. — Va, je sais qu'il existe
Des devoirs imposés à chaque homme ici-bas,
Et qu'il faut les subir. — Je les maudis tout bas
S'ils doivent t'emporter loin de celle qui t'aime.
Ami, pardonne-moi cette folie extrême,
Plus tard je m'y ferai, mais...

LUCIEN.

Je vais t'expliquer...

CLAIRE.

Non, monsieur.

LUCIEN.

Pourquoi non ?

CLAIRE.

Reste sans répliquer.

Je veux pour le moment seule avoir la parole.
Il faut que je te dise...

LUCIEN (*riant*).

Oh! l'adorable folle !

CLAIRE.

Eh bien ! oui, oui, monsieur, je veux l'être toujours,
Si ma folie est douce et peut charmer vos jours.

(*Un silence*)

Tu ne resterais plus ainsi loin de ta Claire
Pendant un si longtemps... si tu voulais me plaire.
Ah! je ne prétends pas t'empêcher de sortir,
De voir quelques amis, d'aller et de venir.
Mais je voudrais aussi, quand arrive la brune,
A ton bras m'en aller soulager l'infortune,
Porter au malheureux qui se débat en vain
L'obole de nos cœurs, de l'espoir et du pain.

(*Lucien approuve*)

Tu ne refuses pas ? —Non. — Tiens, je suis ravie.

(*Elle l'embrasse*)

Ah ! quand on est aimée, elle est douce la vie!

(*Un silence*)

Qu'as-tu fait au Palais?... Je voudrais bien te voir
Calme, froid, sérieux, tout habillé de noir,

(*Railleuse*)

Démontrer au jury dans un discours... sublime
L'honneur de tel fripon qui roule dans l'abîme.

LUCIEN.

Claire, si tu le veux, laissons les avocats.

CLAIRE.

Je t'ai fâché, pardon... je n'y reviendrai pas.
　(*Hésitant*).
As-tu vu tes parents... tes amis? oui sans doute?

LUCIEN.

Je voulais t'en parler.

CLAIRE.

Ah !... voyons, je t'écoute.

LUCIEN (*Ils s'asseyent sur le canapé*).
Dis-moi, te souviens-tu d'un certain Durosoir,
Un brave et bon garçon? . nous en parlions un soir.

CLAIRE.

Ah oui !.., je me souviens, n'est-il pas?..
　(*Elle se touche le front*).

LUCIEN.

C'est ça même,
Un esprit à l'envers, un semblant de bohême
Qui se raille de tout et qu'on nommait, je crois,
L'homme aux dix mille écus, parmi nous, autrefois.
Il avait exposé sa petite fortune
Sur les flots inconstants en invoquant Neptune.
Hélas ! le Dieu des mers resta sourd à sa voix.
Un naufrage laissa Durosoir aux abois.
Tu crois qu'il s'en émut?... Nullement, je t'assure,
Il dit : C'était écrit!... et sans autre murmure

Il partit un beau jour, confiant au destin
Le soin de le conduire en un pays lointain.
Le destin le servit d'une façon unique...
Le navire qu'il prit allait en Amérique
Où, tout en débarquant, il trouva le vaisseau
Qu'il croyait pour toujours enseveli sous l'eau.
C'est un fait inoui qu'une semblable histoire.
Quand il me la conta, je ne pouvais y croire.

CLAIRE.

Comment ! il est donc revenu ?

LUCIEN.

Mais oui-dà,
Avec l'heureux vaisseau, notre homme retrouva
Toute sa cargaison. — La vente fut superbe,
Donnant pour lui raison à l'antique proverbe:
A l'innocent main pleine. — Enfin il réussit,
Se forma dans New-York un immense crédit :
Il est riche à souhait — Après trois ans d'absence,
Il vient revoir encor ses amis et la France...
— Est-il assez heureux?... Ce soir je descendais,
Pour venir près de toi, les marches du Palais,
Quand un homme apparaît qui m'appelle, m'enlace,
Et, sans plus de façon, fort tendrement m'embrasse.
C'était lui !... Durosoir—sauf de grands favoris,
Il est de point en point le même que jadis.
Toujours gai, toujours franc... nous dînâmes ensemble.
Voilà pourquoi je suis en retard; que t'en semble?
— Tu vois, il ne faut pas ainsi te tourmenter...

CLAIRE (lui fermant la bouche).

Allons, n'en parlons plus, je saurai patienter.

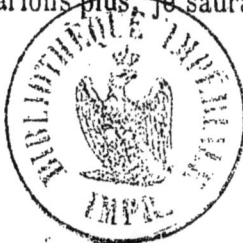

LUCIEN.

A propos, je t'apporte enfin la mélodie
Promise par Reynaud, même il te la dédie.,.
C'est gentil, n'est-ce pas?...

CLAIRE.

Oui vraiment, voyons-la.

LUCIEN (*cherchant dans sa serviette d'avocat*).

Voudrais-tu l'essayer ?

CLAIRE.

Je veux bien.

LUCIEN (*la lui donnant*).

La voilà.

CLAIRE (*lisant le titre*).

Pauvre fleur! ah! le titre est fort mélancolique;
C'est bien de notre ami la fibre poétique...

(*Elle joue l'introduction*).

Ah ! pas mal, qu'en dis-tu ?

LUCIEN.

Mais c'est délicieux

Et frais comme un matin...

CLAIRE

Je veux la jouer mieux.

(*Elle reprend l'introduction et chante*)

PAUVRE FLEUR

Lorsque ma voix t'appelle,
Méchant, pourquoi me fuir?
Vois ma peine cruelle,
Sans toi je vais mourir,

Ta chaleur fait ma vie,
Ami, garde-la moi
Parfumée et ravie,
Je ne vivrai qu'en toi.
— Ainsi par un temps sombre
Implorait une fleur
Le rayon qui dans l'ombre,
Riait de sa douleur.

II

Le soir vint, la pauvrette
Vit pâlir ses couleurs,
Sa souffrance muette
Aurait tiré des pleurs.
De sa corolle blanche
Elle envoyait encor
Le parfum qui s'épanche
Vers son beau rayon d'or.
— Et lui, caché dans l'ombre,
Riant de sa douleur,
Laissait par un temps sombre
Succomber une fleur !...

SCÈNE V.

LES MÊMES, LISE puis DUROSOIR.

LISE (*entrant*)

Monsieur...

LUCIEN.

Que voulez-vous ?

LISE (*remettant une carte*).

C'est pour une visite.

LUCIEN (*lisant la carte*).

Durosoir... comment ! lui ?

(*à Lise*).

Faites entrer bien vite.
C'est étrange! à l'instant je viens de le quitter.

(*A Durosoir qui entre*).

Eh! viens donc, mon ami, je veux te présenter
A madame Darvaux.

DUROSOIR.

Je suis confus, Madame,
De venir aussi tard.

(*A part*).

Quelle adorable femme !

CLAIRE.

Soyez le bien venu, monsieur; chez des amis,
Un peu de sans façon quelquefois est permis.

DUROSOIR.

Lucien m'avait bien dit, avec son âme aimante,
Que je vous trouverais gracieuse et charmante,
Mais il est resté loin de la réalité.

CLAIRE.

Ah! Monsieur....

LUCIEN (*riant*).

Le huron, qui dit la vérité
Comme ça, tout d'un coup! —A peine dans la place,
Il cherche une alliée et veut rompre la glace.

CLAIRE.

Mais, Monsieur, dès longtemps ici l'on vous connaît :
Pour me parler de vous Lucien se souvenait.

DUROSOIR.

(tendant la main à Lucien).

Vraiment, ce cher Darvaux, comme il a dû vous dire
Du mal de son ami, sans penser en médire!
Il m'aura fait passer pour un original,
Un homme sans cervelle et même un peu brutal...
J'en avais parfois l'air... à cette différence
Que j'étais condamné sur la simple apparence.
On n'apercevait pas mon principal défaut,
Qui me faisait sourire un peu plus qu'il ne faut
De tout ce qu'on disait. — Ma folle insouciance
Accumulait sur moi toute la défiance.
Faisait-on dans la classe un mauvais tour le soir,
On en savait l'auteur, on nommait Durosoir.
J'étais presque toujours innocent de la chose,
Mais pour me disculper, empêcher qu'on ne glose,
Il eût fallu prouver que ce n'était pas moi;
Remuer, questionner et me mettre en émoi....
Et c'était pour si peu beaucoup trop de fatigue,
Je laissais donc marcher les propos et l'intrigue.
Plus tard, quand dans le monde il nous fallut entrer,
Tel j'étais, tel je fus. — Peut-on s'améliorer
En peu de jours ? — Ma foi non, je restai le même,
Accumulant toujours, avec ce beau système,
Les méfaits des amis. — J'eus un triste renom,
L'apparence existait, elle m'a fait un nom!

. . . .

Qui peut se défier et vaincre l'apparence?...
Oh! la sottise humaine! Oh! la triste impudence,
Qui nous prend, nous fascine et tient nos yeux couverts,
Nous cache les vertus et les instincts pervers!..
Démon qui peut nous faire, au gré de son envie,
Riche, pauvre ou coquin, s'attache à notre vie,
Comme le lierre au chêne et la ronce au taillis!
L'homme le plus prudent souvent s'y trouve pris.

L'apparence a tué sous sa fatale étreinte
Plus d'un cœur de vingt ans en riant de sa plainte.
Elle a fait s'égorger, sans pitié ni remords,
De vieux amis auxquels elle créait des torts.
L'apparence nous trompe, et dans la vie intime,
Trop souvent un fripon nous vole notre estime.
Que vous dirai-je enfin de ce monstre cruel?...
Il me cause à l'instant un stupide duel.

LUCIEN et CLAIRE.

Un duel!

DUROSOIR.

Mon Dieu oui. Tiens, je te donne en mille
Pour trouver le motif... du reste bien futile.

LUCIEN.

Comment le deviner? je te quitte à l'instant,
Tu paraissais aller pied leste et cœur content.

CLAIRE.

Un duel! c'est affreux.

LUCIEN.

Comment peut-il se faire?

DUROSOIR.

Moins que rien.

CLAIRE.

Mais encor?

DUROSOIR.

Un chien a fait l'affaire,
Aidé de l'apparence!

LUCIEN (étonné).

Ah bah!

DUROSOIR.

C'est fait pour moi.

(Avec un ton sentencieux burlesque).
De son mauvais destin on doit subir la loi!...

LUCIEN.

Voyons, sois sérieux... vois notre inquiétude.

DUROSOIR.

Eh bien ! voici le fait dans son exactitude :
Je venais, mon ami, de te serrer la main.
J'allais insoucieux, poursuivant mon chemin
Le long des boulevards aux splendeurs sans pareilles,
Me heurtant aux flâneurs qui bayaient aux corneilles.
Je t'avais retrouvé, je me sentais heureux,
Mon âme souriait au passé vaporeux,
Retournant vers l'enfance, ineffable chimère!...
Quand tout à coup je sens, oh! comble de misère!
Quatre dents s'enfoncer au gras de mon mollet..,
Je revins sur la terre à ce réveil fort laid.
Un épagneul assis étalait sur la voie.
Une queue imprévue, et, sans que je la voie,
L'avait juste placée au devant de mes pas.
Je mis le pied dessus, pour mon malheur, hélas!
C'est ce chien qui grondant me mordait au passage.
Aussitôt, je voulus, dans un élan de rage,
Châtier l'animal qui m'arrangeait ainsi,
Riposter vivement et me venger aussi :
Je levai la jambe, et.. comprends mon infortune,
Mon pied alla frapper, sans retenue aucune,
Au... fond du pantalon d'un monsieur qui passait,
Pendant que mon coquin d'épagneul s'enfuyait.
Jugez l'effet produit : le quidam crie et jure,
Qu'on ne frappa jamais ainsi sur sa... figure.
Les badauds à l'instant s'assemblent pour mieux voir.

CLAIRE.

Ah! monsieur, quel ennui!

LUCIEN.

Mon pauvre Durosoir !

DUROSOIR.

Autour de moi, la foule, imbécile cohue;
Devant moi, le fâcheux et l'injure reçue...
J'avais beau m'excuser, rapporter tout au chien,
Témoigner mon regret, ça ne servait à rien.
Le blessé persistait à voir dans cette offense
Un prétexte caché. — Cédant à l'apparence,
La foule lui disait... sur un diapason
Peu... fort peu rassurant, qu'il demande raison !
Alors, je lui remis ma carte et pris la sienne.
Que dis-tu de cela? crois-tu qu'il m'en souvienne?

CLAIRE.

Mais ce duel, monsieur, ne saurait avoir lieu!

DUROSOIR.

Qui l'empêcherait?

CLAIRE.

Mais la raison! mais Dieu!

DUROSOIR.

Dieu !...

LUCIEN.

Mais enfin, mon cher, cela peut s'arranger,
Et je réussirai si tu veux m'en charger.

DUROSOIR.

Non... croyez-moi tous deux, l'humeur trop irascible
De mon individu rend la chose impossible :
C'est un rageur têtu, qui joue au pourfendeur,
Il te recevrait mal; peut-être sa raideur
Pourrait envenimer cette fatale affaire;
Il croirait que j'ai peur. Il faut le laisser faire

J'ai d'ailleurs deux témoins qui sont allés chez lui.
Si je venais ce soir demander ton appui,
C'est...

CLAIRE.

Vous devez causer, messieurs, je me retire,
Emportant la frayeur que ce duel m'inspire.
Que l'homme est donc mauvais!..

DUROSOIR.

Je ne l'excuse pas,
C'est un sot animal que Dieu mit ici-bas.
De lui-même bouffi, jouet de l'apparence,
L'homme pour son semblable est plein d'intolérance.
Que voulez-vous, madame! il faut laisser marcher
Le monde tel qu'il est... On ne peut l'empêcher.

(Claire salue et sort).

SCÈNE V.

LUCIEN, DUROSOIR.

LUCIEN

Enfin, nous sommes seuls... Dis, puis-je t'être utile?

DUROSOIR.

La cause d'un duel a beau sembler futile,
L'effet n'en est pas moins à redouter: aussi
Je viens te déposer les papiers que voici.

(Il tire de sa poche un portefeuille dans lequel il prend des papiers
qu'il remet à Lucien. Un médaillon contenu dans le portefeuille tombe
à terre près du piano).

D'abord mon testament, pour maître Harpin, notaire

LUCIEN.

Ton testament?

DUROSOIR.

Parbleu!.. Cette lettre à ma mère·
Pauvre femme! ah! si Dieu me réserve un malheur...

(Un silence. A lui-même, très ému).

Quoi! je puis lui causer cette immense douleur

De voir mourir son fils, son seul espoir, sa vie,
Qui par un seul baiser lui fait l'âme ravie!
Ah ! je suis bien ingrat... et pourtant je ne peux
Refuser d'un duel le rendez-vous affreux.

(A Lucien).

Pauvre mère! Ah! vois-tu, dans ce moment suprême,
Je sens combien en moi tout la respecte et l'aime ;
Je voudrais l'embrasser, la serrer dans mes bras,
Lui dire un tendre adieu!... je ne le puis, hélas!
Tiens, c'est mal de jouer ainsi son existence !
J'ai peur! et mon courage ici n'est qu'apparence.
J'ai peur! non de l'épée ou bien du pistolet,
Non de mourir, vraiment, qu'est-ce que ça me fait?
Demain ou dans un an, au fond c'est bien tout comme;
Mais ma mère a tant fait pour que je fusse un homme,
Que je n'ai pas le droit de lui broyer le cœur
En jetant au hasard ma vie et son bonheur !...
Je rougis de penser que pour une morsure,
Un rien, qui n'en vaut pas la peine, je t'assure,
Je dois demain tuer ou me faire tuer...
C'est un usage idiot que l'on doit conspuer,
Et l'on appelle çà le point d'honneur!... folie !
Cette prétention me paraît inouïe !...
Enfin !... s'il faut marcher, eh bien! je marcherai,
Et s'il me faut tuer, par ma foi, je tuerai...
Voici d'autres papiers munis de leurs adresses !
Ce sont des souvenirs d'ineffables tendresses,
S'il m'arrivait...

LUCIEN.

Ah bah!... cela s'arrangera.

DUROSOIR.

J'en accepte l'augure, enfin... on le verra.
Adieu donc, à demain! Si le sort m'est contraire,
C'est à toi, mon ami, de consoler ma mère.

(Il serre la main de Lucien, ils sortent tous deux).

SCÈNE VII.

CLAIRE (*entr'ouvant la porte*),

(*un silence*)

Est-ce tout? puis-je entrer? Pas de réponse? (*elle entre*).
                                         [Eh bien!

Ils sont partis tous deux. Ah! je comprends, Lucien
A conduit son ami jusqu'au seuil de la porte.
Ce monsieur Durosoir n'y va pas de main morte;
Un duel pour si peu, sans vouloir qu'on l'arrange,
Cette façon de voir est pour le moins étrange.
Il est vrai que l'orgueil, l'honneur, comme l'on dit,
Exige le combat pour le moindre conflit,
Et sans plus réfléchir qu'on laisse, si l'on tombe,
Des gens dont le bonheur vous suivra dans la tombe.
Mais que dire à cela? Quand l'usage a parlé,
Il faut aller quand même et paraître zélé.

    (*Elle va au piano*).

Allons, n'y pensons plus. Je veux redire encore
Ce chant mélodieux d'une fleur près d'éclore
Qu'un rayon a charmé...

               (*Apercevant le médaillon qu'elle ramasse*).

                    Tiens! quel est ce bijou?
Je ne le connais pas... il est à Charlotte, ou...

      (*En parlant elle a ouvert le médaillon avec stupeur*).

Un portrait et des cheveux de femme!..
Lucien... toujours ce doute.. oh! ce serait infâme!
Je ne veux pas y croire. Et pourtant, ce portrait,
Ce portrait qui me dit : ton mari te trompait,
Oui, c'est la vérité.. Le but de son absence
Etait là; je comprends! homme sans conscience...
Oh! médaillon maudit, c'est lui qui t'a perdu !
Je veux le lui montrer et qu'il soit confondu...
Il me trompait! oh! non, non, ça n'est pas possible,

Briser ainsi mon cœur... Mais ce serait horrible!

. . . .

Qui pourra m'éclairer? Ce portrait, ces cheveux,
Je veux savoir à qui, de suite, je le veux !...
(*Un silence*).
Mais ne viendra-t-il pas à ma peine cruelle
Donner un démenti quand mon amour l'appelle?
(*Elle sonne. Lise entre*).
Lise, cherchez Monsieur.

LISE.

Monsieur vient de sortir.

CLAIRE (*à part*).

Il est sorti !... (*Haut*) Venez bien vite me vêtir.
Mon châle ! mon chapeau !
(*Lise va tout chercher et habille Claire*).
Merci.

(*Lise sort*)

Pour sa maîtresse
Qu'il garde son amour, sa menteuse tendresse!
Je veux partir...bien loin...lui cacher ma douleur !
Oh! mon Dieu ! que je souffre et que j'ai froid au cœur!

(*Elle va pour sortir, la porte s'ouvre, Lucien entre*).

SCÈNE VIII.

CLAIRE, LUCIEN, puis CHARLOTTE.

LUCIEN.

Quoi! tu sors ?

CLAIRE.

Oui, monsieur, je m'en vais chez ma mère.

LUCIEN.

Chez ta mère? à cette heure, et pourquoi donc, ma chère?

CLAIRE.

Pourquoi, monsieur, pourquoi? pour fuir cette maison,
Que le malheur habite avec la trahison.

LUCIEN.

Je ne te ne comprends pas, ta voix est altérée,
Tes yeux remplis de pleurs... Tu parais égarée...
Claire, ma chère enfant, voyons, explique-toi!
Dis, qu'est-il survenu qui te met en émoi?
Durosoir était là, tu paraissais heureuse.
Maintenant te voilà dans une crise affreuse.

CLAIRE.

Assez, assez, monsieur; ah! laissez-moi partir.

LUCIEN.

Partir! Mais enfin, dis, d'où te vient ce désir ?

CHARLOTTE (*entrant vivement*).

Me voilà, je reviens, tu vois, ma toute belle...
    (*Stupéfaite*)
Eh quoi! des pleurs, encor? Monsieur Darvaux, qu'a-t-elle?

LUCIEN.

Mon Dieu, je n'en sais rien, nous étions là ce soir,
Faisant de la musique ; un ami vint me voir,
Que je reconduisis jusqu'au bout de la rue,
Et lorsque je rentrai, Claire m'est apparue
En cet état; voyez, elle voulait partir,
Retourner chez sa mère et ne plus revenir.

CHARLOTTE.

Elle vous aime tant, que votre longue absence...

LUCIEN.

Mais non...
    (*D'un ton caressant*).
            Dis-moi ce qui fait ta souffrance?
Je t'ai bien expliqué...

CLAIRE (*violemment*).

Le menteur !... le menteur !
Qui dit ne pas savoir l'objet de ma douleur...

(*Montrant le médaillon*)

Et ceci, qu'est-ce donc? ces cheveux, cette femme?
Ne sont-ils pas à vous, à votre amour infâme?
Vous voyez que je sais...

LUCIEN (*étonné*).

D'où vient ce bijou-là ?

CLAIRE.

Tenez, je vous le rends, gardez-le, le voilà.

LUCIEN.

Tu me le rends! crois-tu, Claire, qu'il m'appartienne?
Que parjure, insensé, loin de toi j'entretienne,
Au prix de mon bonheur, des rapports criminels ?
Ne t'abandonne pas à ces doutes cruels!
C'est de la déraison : Tu sais combien je t'aime !

CLAIRE.

Mais à qui ce portrait ?

LUCIEN.

Je l'ignore moi-même.

CLAIRE.

Comment est-il ici?

LUCIEN.

Puis-je le deviner?
En tout il faut d'abord savoir se dominer...
Allons, ne boude plus — assez d'enfantillage.
—. On ne saurait laisser se perdre cette image,
On la réclamera.

(*On sonne au dehors*).

Qui peut sonner ainsi ?

SCÈNE IX.

LES MÊMES, DUROSOIR, LISE.

LISE (*annonçant*)

Monsieur Durosoir.

LUCIEN.

Lui !

DUROSOIR.

Toujours moi, me voici !
Oh! mesdames, pardon... C'est ma pauvre cervelle
Qui s'égare aujourd'hui d'une façon cruelle...
Mon duel n'a pas lieu. Le monsieur a compris
Qu'innocemment mon pied pour le chien l'avait pris,
Il garde... l'accident, et nous dînons ensemble
Au café de Paris. — Mon ami, que t'en semble ?
Tu viendras avec moi... de l'homme nous rirons;
J'ai, ma foi, rencontré le plus grand des poltrons...
Ah! rends-moi mes papiers.. la lettre pour ma mère,
Mon testament, perdu pour Harpin, mon notaire.

(*Bas à Lucien*).

Et les billets galants que je dois mettre au feu.

(*Haut*)

Bientôt, mon cher Lucien, nous serons deux de jeu.
Je vais me marier: une femme charmante,
Un œil grand comme ça, chacun m'en complimente.
Je t'en avais parlé? — Non. — Que je suis distrait !
Tiens, tu vas l'admirer: j'ai sur moi son portrait.

(*Il cherche dans sa poche*).

Mais qu'en ai-je donc fait?... je l'avais tout à l'heure,
J'en suis certain pourtant ! cette perte est majeure,
Non pour le médaillon...

CHARLOTTE (*donnant le médaillon*).

Serait-ce pas cela ?

DUROSOIR.

Oh! madame, merci..., oui, c'est lui, le voilà,
Vous l'avez retrouvé ?...

CHARLOTTE.

Dans l'instant.

DUROSOIR (*contemplant le portrait*).

Qu'elle est belle !

CHARLOTTE (*bas à Claire*).

Que dis-tu de cela ?

CLAIRE.

De honte je chancelle!

LUCIEN.

Tu feras, Durosoir, un excellent mari.

DUROSOIR.

Tu crois ? J'en suis heureux !

LUCIEN.

Mais tu serais marri
Si tu laissais un rien chez toi dont l'apparence...

CLAIRE (*le prenant à part*).

Ah! c'est mal! Te railler ainsi de ma souffrance!
Tu m'avais pardonné, lorsque dans ma douleur
J'accusais ton amour, je doutais de ton cœur...

LUCIEN.

Tu ne croiras donc plus à l'apparence... même...

CLAIRE.

Jamais! je te le jure... Oh! mon ami, je t'aime!

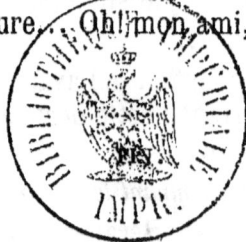